LE TRAITEMENT ÉLECTRIQUE

DES

MALADIES DE MATRICE EN GÉNÉRAL

ET DES

FIBRO-MYOMES UTÉRINS EN PARTICULIER

AVEC L'EXPOSÉ DE MA MÉTHODE

PAR LE

Docteur Léon DANION

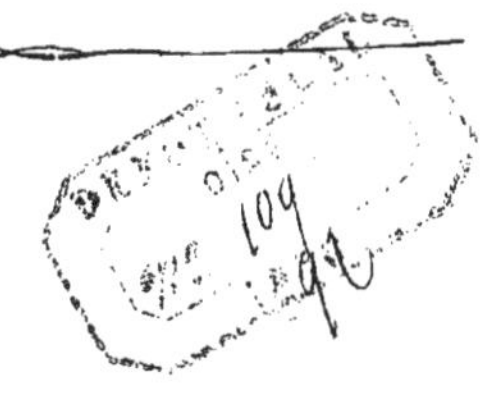

PARIS
G. MASSON, ÉDITEUR
Libraire de l'Académie de Médecine
120, BOULEVARD SAINT-GERMAIN, 120, EN FACE L'ÉCOLE DE MÉDECINE

—

1892

LE TRAITEMENT ÉLECTRIQUE

DES

MALADIES DE MATRICE EN GÉNÉRAL

ET DES

FIBRO-MYOMES UTÉRINS EN PARTICULIER

AVEC L'EXPOSÉ DE MA MÉTHODE

Par le Dr Léon DANION

I

Le secours apporté à nos études par l'outillage électrique depuis quelques années, et surtout les perfectionnements introduits dans nos intruments de mesure, lesquels nous permettent de peser en quelque sorte nos courants comme on pèse un médicament, nous ont permis de réaliser des progrès tels, dans le traitement des maladies de la matrice et particulièrement dans celui des fibro-myomes, que nous pouvons les considérer avec un légitime orgueil. S'il existe encore des sceptiques, et si nous avons encore à vaincre les résistances de quelques esprits rebelles à tout progrès, et surtout de quelques intéressés qui voient avec effroi l'envahissement des spécialités restreindre le domaine de leur action, on peut affirmer que le nombre en diminue chaque jour, car le scepticisme aussi bien que les plus grandes habiletés finissent toujours par céder devant des progrès scientifiques qui permettent de guérir de plus en plus souvent, et, dans tous les cas, d'apporter toujours un immense soulagement à des malades auxquels les médecins ou chirurgiens (et souvent non des moins illustres) ont dû avouer leur impuissance. Car c'est là une des particularités de notre spécialité, c'est d'avoir à intervenir le plus souvent dans des cas où nos confrères ont épuisé toutes les autres ressources thérapeutiques, y compris même quelquefois des tentatives électrothérapiques plus ou moins inexpérimentées ou timorées, faites avec quelque petit appareil de poche ou autre qui permettent de déclarer à l'infortuné malade qu'on a fait pour lui tout ce que les progrès les plus récents enfantés par l'art moderne médical permettent de faire. Et il en est ainsi non seulement dans le cas actuel, mais encore malheureusement dans les autres affections si nombreuses dans lesquelles les progrès de cette science toute moderne permettent d'intervenir aujourd'hui, telles que les paralysies en général, l'impuissance, les affections articulaires ou vésicales, la neurasthénie, etc., etc. Mais, fort heureusement, telle est la puissance de ce moyen thérapeutique qu'il guérit souvent des malades mis au rang des incurables, et tombés parmi les désespérés et que les cas dans lesquels il ne rend pas aux malades tout au moins *d'immenses services* sont exceptionnels. C'est ainsi que, sans m'écarter du sujet que je traite, on peut affirmer et l'affirmer *hautement*, aucune médication ne peut prétendre égaler l'électrothérapie dans le traitement des tumeurs fibreuses de l'utérus. La chirurgie, il est vrai, peut obtenir des résultats que l'électricité est incapable d'obtenir. Elle peut, en effet guérir, radicalement des malades par l'hystérectomie, car c'est la seule opération qui puisse prétendre à l'éradication du mal; mais outre qu'elle est loin de guérir radicalement toutes les malades elle ne peut le faire qu'au prix de dangers forcés d'être mortels dans une certaine proportion et on peut même affirmer que cette proportion n'est pas moindre de 25 à 30 %, entre les mains des bons chirurgiens. La mortalité, dira-t-on, est plus considérable qu'elle ne le serait si les malades n'étaient pas opérées dans des conditions souvent très défavorables ; soit. Mais alors même qu'il ne s'agirait que de la mutilation qu'impose à une femme l'opération, [mutilation qui n'est pas sans porter préjudice à sa santé générale (les notions physiologiques les plus élémentaires l'indiquent),] il est facile de comprendre qu'une malade y regarde à deux fois avant de s'y décider, et à plus forte raison lorsqu'il y a, même dans les cas les plus favorables, des dangers de mort très sérieux. C'est une partie que joueront à la rigueur quelques malades que les nécessités sociales mettent dans l'impossibilité de se soigner et dans l'obligation de travailler, mais ce sera le petit nombre. Un traitement électrique bien conduit laisse du reste peu de place aujourd'hui à une intervention chirurgicale précoce.

L'électrothérapie peut, en effet à son tour faire ce que la chirurgie est incapable de faire, c'est-à-dire guérir symptomatiquement d'une manière absolue, les malades, tout en réduisant notablement et parfois même extraordinairement leur tumeur, *sans leur faire courir le plus petit danger* ! S'il est vrai, en effet, que l'emploi de toutes les méthodes galvano-caustiques comportait anciennement une certaine somme de dangers, et qu'elles ont donné lieu à un certain nombre d'accidents mortels, ces dangers ont complètement disparu avec la méthode que j'ai instituée, puisque j'ai pu soigner déjà à moi seul plus de 150 malades et faire près de 4000 applications sans qu'il se soit jamais produit le moindre accident (1). On m'a fait, il est vrai, quelques objections au sujet de cette innocuité absolue ; j'y répondrai un peu plus loin.

Quant aux eaux, soit celles de Kreuznach, soit celles de Salies-de-Béarn, les seules, je crois, qui méritent un instant d'attention, je ne pense pas altérer en quoi que ce soit la vérité en affirmant que 4 à 5 séances d'électricité produisent plus d'effet, en règle générale, qu'une saison d'eaux. J'ai eu à soigner et je soigne encore bien des malades qui sont allées soit à Kreuznach, soit à Salies. J'en ai vu chez lesquelles les eaux avaient produit de bons effets, mais j'en ai vu aussi chez lesquelles elles avaient produit une aggravation des symptômes. En tout cas, je le répète, la vertu des eaux salines (qui, par parenthèse, agissent très probablement par action électrique due à la différence du potentiel cutané et du potentiel des organes internes,) ne saurait être comparée à l'action puissante d'une méthode rationnelle de traitement électrique ; je dirais volontiers qu'elles sont à l'électrothérapie comme 1 est à 10 et je parle des cas où elles sont le plus favorables, mais je reviens à mon sujet.

Tous nos moyens d'action ont ici, *sans exception*, leur utilité dans le traitement des affections utérines et j'ai souligné « sans exception » à dessein. Si l'attention des électrothérapeutes, en effet, est concentrée principalement aujourd'hui sur les modes faradique et surtout galvanique, ce serait un grand tort de croire que l'électricité statique ne puisse rendre les plus grands services.

Pour n'exercer que des effets généraux, leur utilité ici n'en est pas moins immense dans tous les cas où le système nerveux et la nutrition ont été profondément atteints par la lésion locale. C'est dans ces cas que j'ai pu me rendre compte, le mieux peut-être, des ressources puissantes (mais malheureusement peu connues même de beaucoup d'électro-spécialistes) que possède l'électricité statique, dont les propriétés sont aussi profondément calmantes que tonifiantes. On retrouve ici les propriétés *trophiques* qui font de ce mode électrique un si puissant agent dans tous les cas où l'amoindrissement de la vitalité a ralenti le développement physiologique de l'enfant par exemple, ou perverti ce développement en créant chez lui une affection dont la plus fréquente dans ses manifestations est sans contredit la tuberculose qui atteint le système osseux ! Il suffit, pour retirer de l'emploi du mode statique le bénéfice qu'il peut donner dans les affections utérines, de faire usage d'une bonne machine (je ne connais pas jusqu'ici de modèle *médical* autre que celui de Carré) (1), d'éviter les étincelles de quantité et de suspendre le traitement pendant les deux, 3 ou 4 jours (suivant les cas) qui précèdent l'époque probable de l'apparition des règles.

Ce sont donc des effets généraux et de la plus grande utilité, je le répète, que le médecin devra demander au mode statique.

II

Les modes, on pourrait dire classiques, employés dans les affections utérines, sont la faradisation et la galvanisation.

La faradisation n'a été l'objet d'études vraiment sérieuses qu'entre les mains de Mundé (de N.-Y.).

Depuis l'irruption en gynécologie du mode galvanique elle a été peut-être un peu trop délaissée. La raison pourrait bien venir de ce que certains auteurs promettaient monts et merveilles de son emploi et que, vérification faite, il fallait reconnaître que les effets annoncés étaient insignifiants ou à peu près. C'est ainsi que je ne sache pas que jamais une flexion ou une version vicieuses du col utérin (malgré tous les plans plus ou moins rationnels et ingénieux d'application) aient été guéries par l'action directe de la faradisation, même en y mettant la plus grande patience. Je crois qu'il en est de même des douleurs ovariennes d'origine hystérique ou neuralgique contre lesquelles on a vanté l'action intra-utérine bi-polaire combinée avec l'usage du fil fin. J'ai perdu beaucoup de temps à vérifier la première de ces erreurs.

Il se produit assurément des améliorations au cours du traitement, mais elles ne sont dues en rien au redressement hypothétique du col. Elles ont leur origine dans l'action décongestive produite sur l'utérus lui-même, lorsqu'il est engorgé concomitamment, ou sur la périphérie utérine lorsqu'elle est plus ou moins congestionnée, ce qui est fréquent.

C'est en effet à la propriété que possède à un haut degré le mode faradique de rétablir le drainage circulatoire, qu'il faut attribuer les bons et parfois les brillants résultats que l'on obtient de son emploi dans certaines affections utérines. On peut partir de ce principe que dans toutes les affections où il n'existe pas d'hypergenèse le mode faradique trouvera son utilité et l'on peut même ajouter que dans ce dernier cas il pourra encore rendre des services, car il est bien rare que ces états ne s'accompagnent pas d'une stase sanguine circonvoisine plus ou moins accentuée.

J'ai pu, par la faradisation, guérir des affec-

(1) Il demeure entendu que cette statistique ne vise que les malades qui ont été traitées par ma nouvelle méthode et qu'elle laisse en dehors les 300 à 350 autres malades auxquelles j'ai appliqué soit l'action galvano-caustique intra-utérine soit les ponctions soit l'action intra-cervicale seule.

(1) J'ai tenté d'approprier « la machine de Wimshurt » à l'électrothérapie, mais sans y être encore parvenu.

tions de ce genre, datant de fort loin et ayant déterminé par une sorte d'action réflexe des troubles extrêmement sérieux du côté de la nutrition et du système nerveux. Quelques-uns ne paraissaient avoir d'autre origine que des troubles vaso-moteurs, alors que d'autres provenaient de fausses couches, d'autres de dysménorrhée, ou du port inconsidéré d'un pessaire, ou encore d'abaissement de matrice, etc. — Dans quelques cas j'ai vu même des exsudats qui, évidemment, ne devaient pas être organisés, disparaître et des écoulements se tarir ; et ces vertus du mode faradique sont très précieuses, car il m'a été donné de constater que dans ces états souvent non seulement la galvanisation se montrait inférieure à la faradisation, mais qu'elle était même parfois nuisible. Cependant, sous ce dernier rapport certains faits que j'ai observés depuis l'emploi de ma nouvelle méthode galvanique pourraient bien, d'ici quelque temps, me faire modifier ces conclusions et c'est pour cela que je crois nécessaire de faire à cet égard des réserves formelles.

Je veux borner là ces quelques considérations rapides qu'il me serait bien facile d'accompagner d'observations précises, parce qu'elles m'entraîneraient trop loin et que le but de ce travail est surtout de montrer la puissante action de l'électricité sur les tumeurs fibreuses de l'utérus, et sur la paramétrite ou les exsudats peri-utérins, et c'est elle que je vais étudier maintenant.

III.

Depuis le jour où Ciniselli (1862), tout en donnant la théorie précise des décompositions (macroscopiques), produites par l'électricité voltaïque, montra qu'on pouvait l'appliquer utilement à la thérapeutique, et depuis le jour surtout où Cutter, de New-York (1871), chercha par ce moyen à guérir les fibromyomes utérins, la thérapeutique électrique appliquée à ce genre d'affections a fait un chemin considérable. Je n'entreprendrai point de refaire, même sommairement, un historique qui a été fait vingt fois depuis, et si je veux ici entretenir mes lecteurs de l'œuvre qui m'est surtout personnelle et de ma méthode de traitement, je pense qu'ils voudront bien m'excuser pour cette fois.

Pour bien en comprendre la valeur, il est nécessaire de l'envisager comparativement aux procédés de mes devanciers au point de vue :

1° du principe (théorie) ;

2° de ses applications (pratique) ;

3° de ses résultats et de son innocuité (clinique).

Le principe. — Tous mes devanciers (j'entends parler de ceux qui ont institué des méthodes de traitement vraiment curatives) avaient cherché dans la propriété que possède le mode voltaïque, de décomposer les tissus, c'est-à-dire dans ses propriétés électrolytiques, le secret d'une guérison symptomatique et anatomique des fibro-myomes utérins.

Ils avaient pensé que c'est dans son principe destructeur que résidait le véritable moyen curatif, et c'est pour cette raison qu'ils ont cherché à l'utiliser au maximum en implantant des électrodes métalliques (aiguilles trocarts) dans les tumeurs, soit extérieurement par l'abdomen (Cutter), soit intérieurement par la cavité vaginale, ou en combinant ces deux moyens (Smeleder Omboni), ou encore en les attaquant conformément au procédé que Brown en Amérique et Lawson-Tait en Angleterre, ont institué les premiers, c'est-à-dire par la cavité utérine dans laquelle on fait pénétrer une électrode.

Il est facile de se rendre compte que ces auteurs ont obéi à une conception théorique inexacte (1). S'il est vrai, en effet, que l'action galvano-caustique détruit aux environs de son point d'application une certaine quantité de tissus, qu'elle les frappe de mort sur une étendue plus ou moins grande, cette destruction (*qui n'est nullement en rapport avec la durée multipliée par l'intensité comme on l'a dit à tort*), et qui est toujours limitée, n'est pas davantage en rapport avec la diminution des tumeurs, ni avec l'action symptomatique. Du reste, aucun de ceux qui ont utilisé ou qui utilisent encore l'action électro-caustique ne soutiennent aujourd'hui que ce soit en elle que réside l'origine curative des fibro-myomes.

On ne peut admettre, actuellement, surtout après la dernière preuve que j'ai fournie et qui est tirée de la deuxième partie de ma méthode (tampon électrique), qu'un principe, celui de l'action dynamique, et j'ai été très heureux de le voir adopté par celui qui a été le plus grand enthousiaste et le plus grand promoteur de la galvano-caustique chimique.

J'ai déjà expliqué les étapes successives par lesquelles je suis passé avant de remonter le courant créé par mes devanciers et je ne crains pas d'affirmer encore aujourd'hui que l'immense progrès que j'ai pu réaliser en m'appuyant exclusivement sur le principe électro-dynamique, l'eût été beaucoup plus tôt si je n'avais pas eu à remonter ce courant. Telle était, en effet, sa puissance que je l'ai suivi moi-même pendant assez longtemps. L'apparence rationnelle qui avait été donnée à la dernière modification des méthodes galvano-caustiques chimiques en introduisant la prétention d'agir mieux, par une action intra-utérine, sous prétexte qu'elle était centrale, d'établir des indications et contre-indications des pôles, de régler méthodiquement les applications comme intensités et comme durée, etc., etc., cette apparence, dis-je, en masquant habilement des erreurs d'électro-physique et d'électro-physiologie nombreuses m'avait séduit, et il n'a fallu rien moins que les preuves qui m'ont été fournies peu à peu par les résultats qui se montraient supérieurs, au fur et à mesure que je parvenais à réduire l'action caustique, et enfin à la supprimer complètement à l'aide de mon « tampon électrique », pour découvrir la fausseté du principe galvano-chimique et pour démontrer que la cure des fibro-myomes utérins puise bien son origine dans les propriétés dynamiques du courant.

(1) Voir à ce sujet pour plus de détails ma communication à l'Académie de Médecine *Electrothérapie*, juillet 1891.

Les applications. — Elles ont pris naturellement leur origine dans la théorie. Les divers auteurs que j'ai cités et ceux qui les imitent encore aujourd'hui, plus ou moins, ont tous employé des électrodes soit métalliques, soit en charbon appliquées directement dans les tissus ou sur les tissus morbides, et ont cherché à obtenir avec ces électrodes le maximum de décomposition compatible avec l'intégrité physiologique et anatomique des tissus sains, dont on désirait conserver intactes les fonctions. La seule différence que l'on puisse trouver entre les anciens praticiens et les nouveaux, c'est que ceux-ci emploient des instruments de dosage précis qui donnent aux applications une supériorité clinique remarquable. Aussi M. d'Arsonval, en faisant adopter au premier Congrès des électriciens le milliampérage médical, a-t-il rendu un immense service à l'électrothérapie.

Tous les préceptes dont on a agrémenté la manière d'appliquer le principe de la galvano-caustique chimique, et concernant, par exemple, le nombre des séances, leur durée, le genre d'électrodes, etc., ou bien ont été empruntés à des conceptions fausses ou sont sans importance.

Il n'y a à retenir, pour ceux qui voudraient encore recourir aux effets galvano-chimiques que deux préceptes sur lesquels j'ai, à diverses reprises, attiré l'attention des praticiens, et que j'ai *formulés nettement*, le premier : c'est que le pôle négatif ouvre, avec une facilité bien plus grande que le pôle positif, la porte aux infections secondaires, et que la douleur doit servir de guide au dosage.

Exposé de ma méthode. — Elle est basée, ainsi que je l'ai dit un peu plus haut, exclusivement sur le principe électro-dynamique. Je suis arrivé à exclure complètement la galvano-caustique chimique, même dans les cas où j'ai cru le plus longtemps à son utilité, je veux parler des cas où les fibromes utérins sont compliqués d'endométrite avec altération plus ou moins profonde de la muqueuse. Je me propose de démontrer dans un autre travail, en m'appuyant sur la théorie aussi bien que sur la clinique, que les partisans de l'action caustique se font une illusion complète en pensant guérir cette complication par des applications intra-utérines. Lorsqu'elle guérit (et à moins d'altérations très anciennes et très profondes, c'est la règle), la guérison est due uniquement au pouvoir dynamique du courant. Et dans les cas où la guérison reste rebelle, le traitement qui se combine le plus avantageusement avec l'action électrique consiste dans des applications d'un cautère diffusant (sulfate de cuivre ou chlorure de zinc) ou mieux encore d'un curetage (1). Mais je reviens à l'exposé de ma méthode.

Elle comprend deux genres d'applications :

a) — Les applications intra-cervicales :

b) — Les applications vaginales : combinées les unes et les autres avec des renversements.

a) — *Applications intra-cervicales.* — Je n'entretiendrai point mes lecteurs des études que j'ai faites sur ce genre d'action qu'Aimé Martin avait déjà cherché à utiliser mais dont il ne parvint pas à obtenir les brillants résultats qu'il donne pour deux raisons : la première, c'est que, privé d'un instrument de mesure, il ne sut jamais la dose exacte qu'il employait, ce qui l'entraînait fatalement à de grosses erreurs d'appréciation, et la seconde, c'est qu'il n'utilisait, comme renversements, que les chocs voltaïques. Je dirai seulement que j'ai été amené, par l'expérience à reconnaître : 1° que les résultats devenaient beaucoup plus homogènes, et ordinairement bien supérieurs lorsque j'élevais les intensités. J'ai pu ainsi déterminer qu'elles avaient en général leur maximum d'utilité entre 40 et 70, à 80 m. a. (1), sans faire courir aux malades le plus léger risque de complication. (Ce qui ne veut pas dire que les malades, peuvent toujours supporter, sans inconvénients 40 m.a. et ne peuvent jamais supporter plus de 80 m a.) ; 2° que les renversements du courant en prenant la précaution de le ramener préalablement à *o* doublaient ou triplaient l'action curative de l'électricité, et telle est son utilité que dans beaucoup de cas on a le droit de se demander si la guérison s'obtiendrait sans eux.

Dans le but d'éviter les atrésies du col, qui m'ont obligé, par suite de douleurs dysménorrhéiques qu'elles ont déterminées dans certains cas, à le dilater, j'ai substitué à l'olive métallique à laquelle j'avais, dans le principe, donné le plus de surface possible, afin d'atténuer les effets caustiques dont l'inutilité m'était démontrée, j'ai substitué, dis-je, un excitateur spécial limitant au contraire à un point exigu tout l'effort caustique. Cet excitateur, qui est formé d'un index en ébonite destiné à remplir la cavité du col, porte sur un de ses points une sorte de petite fenêtre métallique destinée à livrer passage au courant et disposée de telle manière qu'on peut agir toujours sur le même point et que les orifices interne et externe ne sont jamais touchés.

Est-il bien nécessaire d'ajouter que dans ce cas l'action caustique, qui reste inévitable, parce que l'accès du col avec un excitateur protégé par de l'amadou par exemple, deviendrait impraticable, ne constitue plus qu'un moyen de livrer passage à une action dynamique suffisante.

Quant à la prétention de soutenir que les résultats obtenus, lesquels sont supérieurs à ceux de l'action intra-utérine, doivent être rattachés à la théorie de la galvano-caustique chimique *sous le prétexte, absolument faux, du reste*, que l'action caustique gagne en profondeur ce qu'elle perd en étendue, elle ne vaut même pas la peine d'être discutée.

Ce moyen d'action suffit dans beaucoup de cas, bien qu'il gagne en général à être combiné avec le « tampon électrique » dont je vais parler, mais il devient insuffisant lorsque les douleurs produites (ce qui arrive parfois) ne

(1) J'indique uniquement pour prendre date des résultats extrêmement remarquables de cataphorèse électrolytique intra-utérine que j'ai obtenus récemment avec une simple solution de chlorure de sodium dans des cas d'endométrite.

(1) Abréviation pour milliampères.

permettent pas d'élever suffisamment l'intensité sans risquer tout au moins de provoquer des accidents, de même qu'il devient inapplicable lorsque le col, ce qui est assez fréquent, est inaccessible ou difficilement accessible.

b). — *Le tampon électrique.* — Nous avons vu à l'instant que les traces d'action caustique que laissent subsister mes excitateurs spéciaux intra-cervicaux, ne servent, en quelque sorte, que de prétexte au passage de l'action dynamique. Le « tampon électrique » supprime jusqu'à ce dernier vestige de galvano-caustique chimique, fournissant ainsi une dernière et irrécusable preuve de son inutilité. On peut, en effet, examiner au spéculum la cavité vaginale après une application de 5 à 7 et même 10 minutes faite avec 100 ou 120 m. a., sans y trouver aucune trace d'action caustique, et c'est là le secret des résultats merveilleux que donne cette méthode, résultat que je vais examiner dans un instant.

Quant au tampon lui-même, il se compose d'une électrode en forme d'olive ou « d'index » *en platine*, autour de laquelle on roule un « carré » d'amadou choisi« ad hoc », c'est-à-dire souple et spongieux, de telle manière que l'extrémité de l'électrode se trouve distante d'environ un et demi à deux centimètres de l'extrémité du tampon. Afin d'empêcher l'électrode de glisser et d'aller cautériser les tissus, on replie légèrement l'extrémité du tampon en l'introduisant.

On roule ensuite autour du tampon d'amadou une petite feuille de caoutchouc aussi mince que possible, de la même grandeur à peu près que le « carré » d'amadou, mais en ayant soin de laisser l'extrémité vaginale du tampon libre sur une longueur d'environ un et demi à deux centimètres. C'est la surface de cette extrémité laissée libre qui est destinée à concentrer, dans une certaine mesure, l'application électrique sur le col, mais le véritable but, ou plutôt le but le plus important de l'enveloppe isolante, est de protéger les lèvres contre l'action de l'électricité, car sans cette précaution, il serait à peu près impossible d'appliquer les intensités nécessaires en raison de la douleur qui se produirait.

Le tampon une fois « confectionné », on le trempe dans une solution *concentrée* de sel marin et on l'introduit en contact avec le col ou avec la tumeur, en ayant soin de l'exprimer le moins possible. On peut, lorsque l'orifice vaginal est trop étroit, injecter avant ou après l'introduction du tampon un peu de la solution salée dans le vagin, de manière à être certain de sa parfaite imbibition, laquelle a pour but de protéger la muqueuse contre une action caustique qui pourrait, à la rigueur, se produire si le tampon était relativement sec, et dans le but aussi d'assurer une conductibilité plus parfaite.

C'est à dessein que je me borne à indiquer l'eau salée comme véhicule parce que mes études sur l'action cataphorétique des autres solutions que j'ai employées ne sont pas encore terminées et que l'eau salée assure une bonne antisepsie, non seulement par la présence du chlorure de sodium, mais surtout par la présence du chlore qui se forme par électrolyse et dont le dégagement donne lieu à une odeur caractéristique. Les produits de la décomposition de la solution salée agissent-ils cataphorétiquement, c'est une question qu'il est bien difficile de résoudre, mais qui mérite cependant d'être posée. La réponse, en ce qui concerne les autres substances, sera certainement plus précise, parce que nous aurons un point de comparaison et, bien que mes études à cet égard, comme je viens de le dire, ne soient pas encore suffisantes pour formuler des conclusions précises, je n'hésite pas à conseiller, dès maintenant, le biiodure de mercure à la dose de 0 gr. 80 à 1 gr. 00 pour mille grammes, *dans tous les cas où on vise exclusivement la réduction* de la tumeur. Il m'est impossible de m'étendre davantage ici sur ce sujet.

Le tampon une fois mis en place, le courant est fermé sur l'abdomen, soit par une large plaque protégée par de l'amadou et mouillée d'eau chaude *non salée*, si les malades redoutent l'eau froide, soit par un gâteau de terre glaise, dans le cas contraire. Puis le courant est introduit progressivement jusqu'à des doses variant de 50, 60 m. a. jusqu'à 100, 120 m. a. et à la rigueur au-dessus.

Il faut avoir soin de débuter toujours par une action positive vaginale. Après avoir fait passer le courant pendant 4, 6 ou 8 minutes suivant les cas, on procédera à un ou plusieurs renversements du courant.

Il est difficile de comprendre que certains électriciens aient nié l'efficacité *remarquable* de ces renversements. Il faut, pour nier leurs effets, avoir une envie démesurée de faire de la controverse.

Il est extrêmement rare qu'une malade n puisse pas supporter d'emblée 60 ou 70 m. a. *même lorsqu'elle présente des phénomènes congestifs ou sub-inflammatoires.*

Si les malades sont soignées dans le cabinet du médecin, elles peuvent, sauf des cas de susceptibilité absolument exceptionnels, retourner immédiatement chez elles. Cependant il est préférable, à moins d'impossibilité ou de trop grandes difficultés, qu'elles soient soignées au lit et qu'elles restent couchées une heure et demie ou deux heures, *surtout* lorsqu'elles ont des douleurs et des pertes.

Je rappelle encore une fois, avant de terminer ce chapitre, que, d'une manière générale, l'action intra-cervicale pourra se combiner très utilement, dans certains cas, notamment, ceux dans lesquels il existe des fibromes hémorhagiques de petit ou de moyen volume, avec celle du tampon électrique, mais que celle-ci peut, si on le désire, suffire à tous les cas, *sans exception.*

Résultats et innocuité. (*Partie clinique.*) — J'ai déjà publié les *excellents* résultats que j'ai obtenus à l'hôpital Saint-Louis dans le service de M. L. Championnière. Il y en a dans le nombre qui se rapportent à des malades qui étaient alitées et dont l'état était *très grave*, ou qui étaient venues, soutenues par d'autres personnes.

Ces résultats ont été confirmés par les Drs Gieseler et Miette dans deux thèses excellentes où se trouvent rapportées des observations analogues aux miennes. Le nombre des obser-

*

vations qui me sont personnelles atteint aujourd'hui *un minimum* de cent cinquante, et le nombre des applications atteint près de 4,000 (quatre mille) sans que j'aie jamais eu à enregistrer la moindre défaillance de la méthode NI LE PLUS LÉGER ACCIDENT. On m'a objecté que j'ai moi-même cité un cas dans lequel il y avait eu une légère attaque de pelvi-péritonite, mais cet accident a atteint, d'une part, une femme qui avait eu auparavant plusieurs poussées, et à laquelle j'avais eu le tort de faire une hystérométrie suivie d'une application. Je n'hésite pas à affirmer que c'est cette dernière manœuvre, qui fut assez laborieuse, qui a provoqué l'accident, car je n'en ai *jamais* observé d'autres.

On m'a encore objecté que j'avais cité un cas où j'avais été appelé à soigner une malade chez laquelle l'électricité appliquée par un confrère avait déterminé des accidents nerveux sérieux ; une autre chez laquelle il s'était produit de vives douleurs vaginales au cours des applications, *ce qui ne doit jamais exister*, etc. C'est absolument exact, mais cela n'infirme en rien ce que j'ai dit concernant l'innocuité de ma méthode. Il est bien évident que lorsque je déclare qu'elle est absolument inoffensive, j'entends dire que c'est entre les mains de médecins bien outillés, connaissant l'électricité médicale et le maniement des appareils, tout aussi bien que les notions au moins élémentaires de la Gynécologie. De même que j'entends dire que celui qui l'applique doit s'être donné la peine de se mettre au courant de la manière de s'en servir. Il serait puéril de croire que même les choses les plus simples en médecine puissent se faire sans études, de même qu'il serait puéril de penser que celui qui manie par hasard un appareil électrique et qui fait en passant une ou deux applications d'électricité puisse obtenir les résultats que j'obtiens moi-même ou que peuvent obtenir ceux qui se consacrent spécialement à l'électrothérapie.

Du reste, mes procédés sont appliqués aujourd'hui partout, aussi bien en Angleterre et en Amérique qu'en France et je ne sache pas qu'on ait jamais invoqué contre eux le moindre accident, fût-ce une pelvi-péritonite légère. Et c'est là un fait d'une *importance capitale*, ma méthode empruntant précisément une valeur inestimable à son innocuité. Ce n'est pas, en effet, seulement par leur simplicité, par leur rapidité et leur supériorité d'action (en laissant même de côté leur supériorité scientifique si on les compare, aux procédés empiriques anciens), mais surtout par leur innocuité absolue qu'ils priment tous les autres.

Tout le monde, en effet, sait combien les anciennes ou nouvelles méthodes *galvano-caustiques* sont dangereuses. Celle qui a eu le plus d'adeptes n'a pas donné une mortalité de moins de 5 à 6 %. Cette mortalité, bien que son auteur s'en défende comme il peut et avec tout ce qu'il peut, est démontrée par des chiffres irrécusables. Au surplus, les plus chauds partisans de la galvano-caustique chimique conviennent tous, *sans exception* qu'elle comporte même entre les mains les plus habiles, une certaine somme de dangers devenant parfois mortels. Cutter, qui est le père des méthodes galvano-chimiques, a déclaré au dernier Congrès de Berlin qu'il avait une mortalité de 8 %, et si l'action intra-utérine l'a atténuée dans une proportion du reste assez médiocre, ce n'est qu'aux dépens de sa puissance d'action.

Ce qui montre bien la force d'un principe, c'est que, pour éviter tous ces déboires, il a suffi de substituer le principe dynamique au principe galvano-chimique. C'est en effet dans l'action chimique que réside la cause des accidents produits par le mode galvanique. Je l'avais démontré expérimentalement sur les animaux avant de le démontrer cliniquement. C'est elle qui dans les méthodes galvano-caustiques retarde et parfois annihile complètement les effets salutaires du dynamisme, lequel s'exerce toujours parallèlement et fatalement avec elle. Vouloir nier ces notions c'est vouloir nier la lumière du soleil.

Quant aux résultats produits par ma méthode, ils sont aujourd'hui mis hors de contestation non seulement par les nombreuses observations dont j'ai parlé plus haut et dont un bon nombre a été communiqué l'Académie de médecine, ou par celles des Drs Gieseler et Miette, mais encore par celles qui ont été recueillies par des médecins nombreux déjà, tant en France qu'à l'étranger.

Un coup d'œil jeté sur ces résultats montre que dans tous les cas, *sans exception*, la débilité a disparu. C'est en effet un des résultats sur lequel tous les observateurs sont d'accord. Le premier effet du traitement est de relever les forces des malades. L'électricité manifeste ici d'une manière parfois surprenante le pouvoir reconstituant qu'elle possède et dont j'ai entretenu mes lecteurs dans un nº précédent (1). Ils ont montré par ailleurs que les métrorrhagies, ont été *immédiatement* arrêtées, et par immédiatement il faut entendre au bout de 3 à 4 ou 5 séances *maximum* ; que les règles souvent dès le premier mois sont devenues normales et qu'elles ont dans tous les cas cessé rapidement d'avoir le caractère de pertes, que les douleurs ont toujours cédé en peu de temps, à moins qu'elles n'aient été liées à une salpingite ou à une salpingo-ovarite de date ancienne ayant déterminé des désordres anatomiques, et *surtout* de la suppuration, et enfin que le volume de la tumeur a diminué constamment dans une proportion *le plus souvent* remarquable et parfois surprenante. Ce dernier résultat m'a paru s'accentuer encore davantage depuis que j'ai utilisé la cataphorèse vaginale du biiodure de mercure. Tous ces résultats, en dehors de la diminution de volume, sont obtenus avec une rapidité surprenante dans la majorité des cas. J'ai cité des observations de malades alitées depuis longtemps qui étaient dans un état lamentable et qui ont pu se lever au bout de 10 à 15 jours (je vais en citer un peu plus loin un exemple bien frappant). Lorsque j'ai annoncé ces résultats, j'ai rencontré beaucoup d'incrédules. Il en existe encore, j'en

(1) Voyez à la dernière page la bibliographie.

suis convaincu, mais je n'en suis nullement surpris, car si le nombre considérable de malades que j'ai soignées me permet d'annoncer aujourd'hui, dans certains cas et sans hésitation, des améliorations dont la rapidité paraît surprenante en raison de l'état des malades, j'ai été longtemps à me convaincre moi-même de la réalité des résultats produits soit par le « tampon électrique et les renversements », soit même simplement par l'action intra-cervicale, ou par la combinaison des deux procédés.

A ceux qui refuseraient de croire à ces résultats, je répondrai du reste simplement que prévoyant précisément qu'ils pourraient faire naître dans certains esprits quelques doutes, j'ai pris le soin de ne publier, ce qu'ont fait également Gieseler et Miette, que des observations dont l'authenticité ne puisse être récusée, puisqu'elles ont été prises dans un service d'hôpital devant de nombreux témoins, et chacun peut encore aujourd'hui en vérifier l'exactitude soit à Saint-Louis, soit à Necker, où j'applique mes procédés et, on trouve parmi ces observations l'histoire de malades hospitalisées qui étaient *très gravement* atteintes.

J'ajoute enfin que ces faits, sont (en dehors des hôpitaux que je viens de citer) appuyés solidement sur l'observation de nombreux médecins ou chirurgiens parmi lesquels beaucoup appartiennent aux hôpitaux et que j'ai rendu témoins des résultats que j'obtiens (1).

IV

OBSERVATIONS

Ainsi que je l'ai dit un peu plus haut, je pourrais citer aujourd'hui plus de 150 observations personnelles, qui toutes témoignent de la valeur de la nouvelle méthode que j'ai instituée. Un de ses caractères les plus remarquables consiste dans l'homogénéité et la sûreté des résultats. Elle permet d'exclure avec une extrême rapidité les cas qui peuvent ne pas être justiciables de l'électricité. Jamais mes applications antérieures soit par la galvano-caustique intra-utérine, soit par ponctions ou par action exclusivement intra-cervicale, bien qu'elles aient porté sur plus de trois cents cas de fibro-myomes comprenant un minimum de 5 à 6000 applications, ne m'avaient permis d'atteindre, même dans les cas les plus favorables, une pareille sûreté, et encore moins une pareille sécurité.

Bien que les observations que j'ai communiquées à l'Académie de médecine et celles qui ont été publiées en dehors des miennes soient déjà très nombreuses, ainsi que je l'ai dit j'ai cru utile d'en ajouter quelques-unes à mon travail. Elles visent du reste certaines particularités, que je signalerai chemin faisant (1).

Je veux en premier lieu montrer que quelques applications peuvent quelquefois suffire à l'obtention de résultats durables et c'est encore là une des supériorités des procédés que j'ai institués, c'est de n'avoir point à subir les récidives qui prennent leur origine dans les imperfections mêmes des anciennes méthodes. C'est ainsi que l'atrésie du col produite fréquemment par les applications intra-utérines ramènera parfois ultérieurement les symptômes primitifs en rendant difficiles et pénibles et même douloureuses les menstruations ultérieures, lesquelles, par un mécanisme sur lequel je crois inutile d'insister deviendront l'occasion de nouveaux symptômes. Il en sera de même de l'élimination lointaine des escharres positives ; ou de l'inflammation produite par certains points sphacélés dans les cas de ponctions, ou par l'enkystement de certains points suppurés, cherchant vainement à se faire jour au dehors, et c'est ainsi qu'il faut expliquer la durée si considérable des accidents qui suivent les applications galvano-caustiques dont j'ai rapporté, ainsi que notre confrère Ducor, des exemples frappants. Mes excitateurs spéciaux intra-cervicaux, en mettant les orifices interne et externe à l'abri de toute cautérisation et mon « tampon électrique » en la supprimant complètement ont supprimé du même coup toutes les chances de récidives provenant des vices originels des anciens procédés.

Voilà pourquoi les anciens résultats que je rappelle plus bas non seulement n'auraient jamais pu être obtenus aussi rapidement avec la galvano-caustique chimique, mais auraient encore moins pu se maintenir. Ces résultats sont empruntés à dessein à six des observations que j'ai communiquées à l'Académie de médecine et qui ont été prises parmoi à Saint-Louis dans le service de M. L. Championnière.

En voici une première qui, par la présence d'une grossesse compliquant une tumeur fibreuse présente un très grand intérêt : je la donne intégralement.

---

(1) Je crois inutile d'entrer dans aucuns détails relativement à la paramétrite et aux exsudats péri-utérins, et je me borne à rappeler à ce sujet que le traitement dirigé contre eux donne des résultats encore plus complets, et plus rapides s'il est possible.

(1) N.-B. J'ai aujourd'hui des preuves cliniques comparatives assez nombreuses de la supériorité indiscutable de l'action dynamique sur l'action galvano-caustique intra-utérine ; je les ai cependant laissées de côté parce que je ne veux les fournir qu'accompagnées de garanties d'authenticité irréprochables ; mais bien que la chose soit un peu délicate, je compte présenter prochainement à une de nos Sociétés savantes quatre malades ou au moins trois qui non seulement n'avaient retiré aucun bénéfice d'un traitement galvano-caustique intra-utérin, mais qui avaient même été aggravées dans une certaine mesure après avoir souffert beaucoup et qui ont été améliorées *à tous les points de vue*, avec une extrême rapidité, par l'action exclusive du « tampon électrique. »

Obs. I.

Consultation du 30 octobre 1889.

Madame Co......, 34 ans. Début 3 ans. Douleurs de ventre. Pertes. Depuis 2 mois douleurs de reins, pas de sommeil, souffrances très vives pour aller à la garde-robe ; à chaque défécation la matrice descend et le col fait saillie à la vulve, règles supprimées depuis 2 mois, travail impossible, ne peut s'asseoir depuis longtemps que sur une fesse.

Diagnostic : Tumeur fibreuse de petit volume de la paroi antérieure (compliquant une grossesse très probable).

Séances : 30 octobre, + 80, 3 minutes, 2 novembre (sommeil, garde-robe sans issue du col), novembre (travaille, se fatigue, la matrice est sortie une fois), 9 novembre (douleurs légères, peut s'asseoir sans difficulté), 13 novembre (plus de chute de matrice), 16 novembre, 20, 25 novembre (se trouve en état excellent, peut aller à ses affaires, n'a plus besoin de lavements ni d'aucun médicament, la matrice semble augmenter de volume).

Total des séances : 8.

Le diagnostic de grossesse a été confirmé, la malade a accouché le 16 mai 1890, suivant les expressions même de sa lettre, « d'une jolie petite fille ». Elle est restée guérie depuis de ses symptômes fibromateux, d'où il ressort *ce fait extrêmement important* que non seulement ma méthode ne cause aucun préjudice au point de vue de la grossesse, mais qu'elle guérit des complications que peut occasionner la présence d'un fibrome tout en guérissant pour l'avenir les accidents mêmes provoqués par ce fibrome, alors que les méthodes intra-utérines ou simplement galvano-chimiques provoquent *fatalement* l'avortement !

Le résultat suivant est un des plus remarquables qu'il m'ait été donné d'enregistrer en raison du volume de la tumeur, de sa dureté tout aussi bien que des symptômes douloureux et des pertes de sang qu'elle déterminait.

Obs. II.

Consultation du 10 juillet 1889.

Madame Bou.... 45 ans. Début ancien, plusieurs années, douleurs perpétuelles en marchant. Pertes sanguinolentes entre les règles. Actuellement, douleurs violentes par la fatigue, perte d'appétit et du sommeil, culs-de-sac effacés, toucher douloureux, matrice immobile

Diagnostic : Tumeur fibreuse très volumineuse développée principalement aux dépens des segments postérieur et supérieur emplissant tout le petit bassin, s'élevant à 2 travers de doigts au-dessus de l'ombilic, très dure.

Séances : 10 juillet, 16 juillet (a eu ses règles en avance plus abondantes, n'a plus actuellement de douleurs de ventre, a pu marcher sans douleurs), 20 juillet, 31 juillet (état excellent, bon appétit, bon sommeil).

Jusqu'au 28 octobre, 5 séances. A cette époque état excellent, diminution considérable, la malade se considère comme guérie.

Total des séances : 9.

Au 22 novembre 1891 cette malade n'avait pas cessé un instant de se bien porter et de pouvoir marcher sans aucune douleur. La matrice était complètement mobile, la tumeur débordait à peine l'arcade pubienne et ne pouvait être sentie que par le palper profond.

Dans l'observation qui suit, le nombre des applications est un peu plus élevé mais j'ai tenu à la citer avec les deux précédentes parcequ'elle représente en quelque sorte la marche normale des effets du traitement. Je suis du reste convaincu aujourd'hui qu'il eut pu être suspendu sans aucun préjudice pour la guérison dès le milieu d'août.

Quoiqu'il en soit, depuis le traitement jusqu'au 20 novembre, la guérison symptomatique, tout aussi bien que la régression anatomique considérable qui avaient été obtenues, ne s'étaient pas démenties un instant.

Obs. III.

Consultation du 21 mai 89.

Madame Céz..., 43 ans, début 6 ans. (Douleurs de ventre et des reins, peut travailler et marcher mais peu de temps, sinon vives douleurs. Appétit et sommeil assez bons. *Métrorrhagies*. Perte depuis 3 semaines.) Diagnostic : fibrome volumineux de la paroi antéro-latérale gauche et tumeur fibreuse du col faisant une saillie marquée.

Séances (intra-cervicales), 21 mai, 25, 28 mai et 1er juin, 8 juin (grande amélioration), pertes arrêtées depuis le 28 mai. Séances 8, 11, 22, 25 juin (état excellent), 29 juin, 6, 16, 21 juillet, 7, 14, 21 août (règles normales très peu de sang, diminution considérable), 7, 10, 25 septembre, 2 octobre (Etat parfait, diminution remarquable). *Total* : 20 *séances*. A partir du 29 juin, les séances ont été faites alternativement dans la cavité du col et avec le tampon électrique.

Obs. IV.

Consultation du 17 août 1889.

Madame J... 38 ans. Depuis trois ans, pertes continuelles, plus fortes au moment des règles qui sont très douloureuses. Pesanteurs, tiraillements du ventre, douleurs de reins le matin, tout travail, toute marche à peu près impossibles, ventre dur, matrice absolument immobile, toucher douloureux.

Diagnostic : Fibrome très volumineux de la paroi antérieure (périmétrite).

Séances les 17, 21, 24 août (pertes arrêtées, il ne subsiste plus que quelques légères douleurs). Jusqu'au 5 octobre, 7 séances. Revue le 6 décembre, (va à ses affaires, a visité fréquemment l'Exposition sans douleurs, n'a plus que quelques douleurs au moment des règles, ventre souple, matrice très mobile, diminution considérable + 100 4 m. et renversement).

Total des séances : 11.

Cette malade, depuis son traitement, en dehors des légères indispositions passagères s'est toujours bien portée et a eu ses règles normales, ce qui n'existait pas depuis de longues années.

Obs. V.

Consultation du 7 septembre 1889.

Madame F., de Mauriac, 44 ans.

Début 12 ans. Règles plus longues qu'autrefois, marche pénible, travail difficile, digestion très mauvaise, lassitude générale.

Diagnostic : Tumeur fibreuse EXTRÊMEMENT VOLUMINEUSE, remplissant tout le bassin, s'élevant à 6 travers de doigts au-dessus de l'ombilic, remplissant et gonflant énormément les flancs. Col introuvable.

Jusqu'au 28 octobre 5 séances (a eu ses règles plus abondantes que de coutume, se trouve aujourd'hui très bien ; DIMINUTION CONSIDÉRABLE). Jusqu'au 28 décembre, 16 séances. Les douleurs ont complètement disparu, le ventre est allé en diminuant progressivement et la tumeur a atteint une diminution minimum de moitié. On sent aujourd'hui une tumeur sous-ombilicale aplatie qui semble indépendante et un lobe très gros dans le flanc gauche, orifice du col *très haut* à droite.

Total des séances : 21.

Sauf une légère poussée congestive qui l'a tenue au lit 8 à 10 jours l'an dernier, cette malade s'est très bien portée et non seulement la diminution obtenue a été conservée, mais *elle s'est encore accentuée*. Le bord supérieur de la tumeur est à un travers de doigt *au-dessous* de l'ombilic.

Obs. VI.

Consultation du 17 août 1889.

Madame S., 45 ans. Douleurs de ventre depuis 5 à 6 ans Actuellement douleurs de ventre sans pertes, envies fréquentes d'uriner, appétit, état général satisfaisant, marche difficile.

Diagnostic : Tumeur fibreuse extrêmement volumineuse du segment antérieur.

N. B. Col introuvable, immobilité absolue de la matrice ou plutôt de la masse fibromateuse.

Séances 17 août, 31 août (envies d'uriner moins fréquentes, douleurs moindres), 4 septembre, (amélioration continue, marche plus facile). Séances 10 septembre, 17 septembre (état excellent, diminution notable), 5 séances jusqu'au 30 octobre (masse fibromateuse bien mobile, on trouve le col en haut et à droite, état excellent), 16 novembre (règles très normales, état excellent diminution remarquable), total des séances 11.

Cette malade avait cessé d'avoir ses règles depuis 5 mois, au 20 novembre dernier, elle se portait très bien et le résultat si remarquable qui avait été obtenu en 11 séances ne s'était pas démenti. Je suis forcé de me limiter et de borner là cet examen rétrospectif.

De semblables effets, comparés surtout à ceux que l'on obtenait avec les anciens procédés, ont lieu de surprendre ; je ne suis pas le dernier à m'en étonner, tout en les admirant, et il ne me faut rien moins que les faits que j'observe et que je soumets journellement, à l'examen de mes confrères, pour bien me convaincre que je ne suis pas le jouet d'une illusion.

Les résultats ne sont pas assurément toujours aussi brillants, mais on peut affirmer qu'avec de la patience (et le plus souvent même simplement avec un peu de patience), les malades arrivent toutes à se guérir, quel que soit leur âge et l'âge de leur affection.

Les quatre observations qui suivent ont pour but de montrer l'action rapide de l'électricité sur deux symptômes, dont le premier est fréquent, et le second assez fréquent chez les malades atteintes de tumeurs fibreuses, symptômes qui leur causent beaucoup de soucis ; je veux parler de l'envie incessante d'uriner et des douleurs sciatiques.

Obs. VII.

Mme V..., 32 ans, début 8 ans par des ménorrhagies qui sont allées en s'accentuant au point d'obliger la malade à garder le lit 4 à 5 jours au moment de ses époques.

Depuis deux ans, affaiblissement général, douleurs du ventre rendant tout travail impossible, *envies incessantes d'uriner*, depuis 8 à 9 mois, se lève 8 à 10 fois la nuit. La malade urine le jour toutes les 5 ou 10 minutes, ce qui est pour elle un véritable tourment.

Deux saisons à Salies-de-Béarn n'ont apporté qu'un soulagement extrêmement passager à l'état de cette malade.

Diagnostic deux tumeurs volumineuses, occupant les hypocondres ; celle de gauche remonte jusqu'aux fausses côtes.

Première séance d'électricité le 7 octobre 1890. + 80 5 m. sans renversement.

Dès la 4e séance disparition des envies fréquentes d'uriner la malade ne se lève qu'une fois la nuit, elle n'urine que 3 à 4 fois le jour. Le 22 octobre, les règles, quoique très abondantes, n'ont retenu la malade que deux jours au lit. Elle vaquait à ses occupations dès le commencement du mois suivant. La guérison a suivi son cours normal. Les tumeurs ont diminué dans des proportions *énormes*.

Obs. VIII.

Mme de F., 45 ans. Consultation à mon cabinet le 17 avril 1891. Début 15 ans, règles à peu près normales. Jamais de métrorrhagies. Douleurs de ventre depuis 4 à 5 ans accompagnées de lassitude l'ayant obligée à renoncer à toute occupation et la mettant dans l'impossibilité de marcher. Pertes leucorrhéiques intermenstruelles. *Envies incessantes d'uriner*.

Diagnostic : Tumeur extrêmement volumineuse remontant à deux travers de doigt au-dessus de l'ombilic.

Dès la 5e séance, la miction était normale, les pertes arrêtées et l'influence du traitement sur la santé générale se faisait déjà sentir. Cette malade a pu voyager cet été étant à peine incommodée par sa tumeur, qui avait remarquablement diminué à la fin de juillet.

Elle est actuellement parfaitement bien portante, et cependant elle n'a fait que 17 séances d'électricité.

Obs. IX.

Consultation du 12 avril 1890.

Mlle C..., 24 ans, hymen intact, pesanteur abdominale datant de 3 ans, s'aggravant facilement à la plus petite fatigue.

Le symptôme le plus pénible est constitué par une douleur vive s'irradiant dans le membre droit, s'exagérant un peu par une pression exercée dans la fosse iliaque, ne présentant aucune exagération, par la pression au point d'émergence du sciatique. Règles abondantes, pertes intermenstruelles jaunâtres peu abondantes.

Diagnostic : Fibrome de moyen volume de la paroi latérale droite.

Application exclusive du tampon électrique.

Dès la fin du 3e septénaire, *les douleurs sciatiques* et l'écoulement leucorrhéique avaient complètement disparu.

Obs. X.

Cette observation est intéressante parce qu'il s'agit d'un cas rare de sciatique double compliquant une tumeur fibreuse. J'ai eu, en effet, l'occasion d'observer assez fréquemment des douleurs des membres inférieurs originaires, soit d'une compression exercée sur le plexus sacré ou une de ses branches, soit, ce qui me paraît le plus probable dans beaucoup de cas, d'une extension hyperhémique ou sub-inflammatoire s'étant répercutée sur le plexus ; mais ce n'est que très exceptionnellement que j'ai observé des douleurs irradiées dans les deux membres inférieurs.

Il s'agit ici d'une dame de 40 ans, atteinte de plusieurs tumeurs fibreuses assez volumineuses formant une masse abdominale énorme mamelonnée, dont plusieurs, bien qu'à peine mobiles, paraissaient absolument indépendantes. Ces tumeurs avaient déterminé des ménorrhagies abondantes avec affaiblissement général, mais le symptôme le plus exacerbant était constitué par des douleurs s'irradiant dans les deux membres inférieurs jusqu'aux extrémités et ayant obligé la malade à rester couchée. Constipation opiniâtre aggravée encore par l'emploi des opiacés ; cet état durait depuis 3 ans à 3 ans 1/2 et s'était aggravé sensiblement l'année précédente à la suite d'une saison à Salies-de-Béarn : anémie prononcée, débilité générale.

Je fis une première application galvanique (tampon électrique) le 24 avril 1890, avec 100 m. a.

Je revis la malade chez elle *le lendemain* et il s'était produit une sorte de détente qui lui avait permis de rester près de 1/4 d'heure debout *sans être incommodée*, ce qu'elle n'avait pu faire depuis plus d'un an 1/2. L'amélioration fit des progrès extraordinaires et dès la fin du mois de mai la malade pouvait se promener pendant une heure 1/2 à deux heures *sans aucune douleur*. Les tumeurs, de leur côté, se dissocièrent et diminuèrent peu à peu, au point de pouvoir être en quelque sorte empilées les unes sur les autres. L'état général se rétablit beaucoup plus lentement et actuellement encore exige quelques soins.

Je n'ai jamais vu les douleurs irradiées dans les membres inférieurs en relation directe avec la presence d'un fibrome ne pas céder à l'application du « *tampon électrique* » et j'ai souligné le procédé à dessein, car je les ai vues quelquefois, au contraire, s'aggraver sous l'influence de la galvano-caustique intra-utérine et des ponctions.

J'ai soigné un assez grand nombre de malades qui avaient conservé à la suite d'ablation des ovaires, des pertes de sang plus ou moins abondantes avec des résultats très différents. Cependant, mes observations à cet égard ne sont pas encore suffisantes pour que que je puisse formuler une conclusion précise, il en est de même des douleurs qui peuvent survivre soit à une ablation des annexes, soit à une hystérectomie. Cependant sous ce dernier rapport les deux observations qui suivent sont un témoignage remarquable, des bons résultats que peut donner un traitement électrique.

Obs. XI.

Mme R., 35 ans, a été hystérectomisée, d'après les renseignements précis qui ont été recueillis au mois de décembre 1889, pour un fibrome de moyen volume très hémorrhagique compliqué d'ovaro-salpingite ayant déterminé des douleurs devenues intolérables. Les suites de l'opération furent simples et la malade fut remarquablement soulagée pendant 7 mois environ, bien que ressentant de temps à autre des douleurs lancinantes dans le côté gauche. Ces douleurs prirent peu à peu de la consistance et finirent par mettre la malade dans l'impossibilité de vaquer à ses occupations et de marcher. Elles s'irradièrent en même temps à ses périodes de plus en plus rapprochées dans le membre inférieur. A l'examen du 7 septembre 1890, on trouvait un empâtement considérable dans la fosse iliaque gauche. La pression même peu violente provoquait de la douleur de ce côté. Pas de fièvre, appétit, état général médiocre, peu de sommeil.

Le traitement électrique fut entraîné en 3 séances à 120 m. a. Une amélioration sensible se produisit aussitôt, la malade put, dès la 12e séance, marcher un peu et reprendre quelques occupations, c'est-à-dire un mois et demi après le début du traitement. Dès cette époque, l'empâtement de la fosse iliaque avait notablement diminué et cette malade a bien guéri, en dehors de quelquer douleurs passagères que provoque la fatigue.

Obs. XII.

J'aurais hésité à présenter cette observation si elle n'avait pas été prise dans un service hospitalier et si la malade n'avait pas été suivie par plusieurs médecins.

Consultation du 3 juin 1891. — Mme G., 38 ans. Laparotomisée il y a 15 mois par un chirurgien très habile pour des ménorrhagies et des métrorrhagies abondantes et des douleurs abdominales assez vives. Au dire de la malade le chirurgien aurait affirmé avoir enlevé l'ovaire gauche et n'avoir pu trouver l'ovaire droit.

L'état local et l'état général depuis l'opération se sont considérablement aggravés. Actuellement les metrorrhagies et les ménorrhagies sont plus abondantes que jamais. La marche et tout travail sont rendus impossibles par des douleurs lombaires et abdominales vives qui s'exaspèrent par la marche ou par un travail même extrêmement modéré. Ventre très sensible à la palpation.

Diagnostic. Fibrome très volumineux remplissant tout le petit bassin développé principalement aux dépens du segment antéro-latéral droit remontant à trois travers de doigts au-dessus de l'ombilic, difficile à délimiter à gauche et à droite en raison d'une sorte de plastron dur qui recouvre tout l'abdomen. Immobilité absolue de l'utérus et de la masse fibromateuse.

Je rapporte ici *textuellement* les notes de l'observation, afin de répondre encore une fois par des faits *indéniables* à ceux qui ne peuvent croire à la rapidité des résultats obtenus à l'aide d'un simple traitement dynamique.

Le 3 juin (tampon électrique) + 70 m. a. 5 m. — 50 1 minute.

Le 5 juin. Marche un peu meilleure. Ventre moins sensible à la palpation + 95, 100 m. a. 5 m. 120 m. a. 2 m. — 80 — 70 m. a. 2 m.

Le 9, amélioration + 95, 100 m. a. 2 m. 120 m. a. 5 m. — 90 m. a. 2 m.

Le 19. Les règles ont été à peu près normales. La malade déclare qu'elle perdait plus de sang antérieurement en 2 heures qu'elle n'en a perdu en trois jours. La marche est meilleure, les douleurs ne sont rien (suivant son expression) à côté des douleurs anciennes, + 110 m. a. 2 m. + 90 m. a. 3 m. — 80 2 m. (2 renversements).

Le 23 juin. La malade marche très bien. Un peu de sensibilité du côté gauche. Aucune perte + 100 6 m. a. + 130 2 m. — 80 2 m. (2 renversements).

Le 26, le mieux s'accentue, *la malade travaille depuis 2 jours, n'a plus aucune douleur.*

Depuis cette époque jusqu'au 5 octobre, 14 séances. A eu ses règles *normales*, travaille, se considère comme guérie.

En conséquence, cette malade, après s'être *améliorée en deux séances*, a pu, APRÈS LA CINQUIÈME SÉANCE ET VINGT JOURS APRÈS LE DÉBUT DU TRAITEMENT, SE METTRE A TRAVAILLER, *ce qu'elle avait été dans l'impossibilité absolue de faire depuis son opération*, et même plusieurs mois avant.

Le traitement a été fait *exclusivement* avec le « *tampon électrique* ».

Avant de terminer ce travail, je veux mettre encore sous les yeux du lecteur deux dernières observations.

Elles témoignent, ainsi que je l'ai dit un peu plus haut, de la puissance presqu'invraisemblable à laquelle peut atteindre l'électrothérapie.

J'aurais pu citer des observations de malades traitées dans les hôpitaux et alitées, dont l'état au moment où elles ont été soignées électriquement était très grave, *et qui ont été rétablies avec une rapidité absolument surprenante* (ma communication à l'Académie de médecine ainsi que les thèses des docteurs Gieseler et Miette en renferment des exemples), mais j'ai préféré mettre sous les yeux du lecteur celles qui suivent parce qu'il pourra mieux juger de l'utilité que peuvent avoir tous les modes, (tous en effet ont été utilisés dans les deux observations qui suivent) et parce qu'il y trouvera des pratiques électrothérapiques peu connues même de beaucoup de médecins électriciens.

Obs. XIII.

Mme de V..., 36 ans. Constitution délicate, accidents nerveux antérieurs sans stigmates d'hystérie, pelvi-péritonite grave en 1885, ménorrhagies depuis 6 ans environ, ayant déterminé une débilité telle qu'au moment où j'ai vu la malade pour la première fois, c'est-à-dire au 11 mars 1890, il y avait quatre mois qu'elle se traînait péniblement dans son appartement ou qu'elle restait alitée des journées entières. Douleurs de reins, et douleurs abdominales violentes, teint cachectique, perte presqu'absolue de sommeil et d'appétit, douleur gastrique vive. Les aliments sont fréquemment rejetés. Quelques mouvements de fièvre passagère, amaigrissement considérable. Pertes sanguines décolorées, sans aucune odeur. *Etat extrêmement grave.*

Une saison avait été faite en 1887 aux eaux de Kreuznach, sans succès, toutes les ressources de la thérapeutique ont été employées. Une opération serait la mort immédiate.

La première pensée qui venait à l'esprit, en voyant cette malade, était qu'il s'agissait d'un cancer utérin ou d'une cachexie tuberculeuse.

Cependant, l'examen ne me révéla que l'existence de deux tumeurs fibreuses de moyen volume dont l'une, aplatie et occupant le corps même de la matrice, avait presque complètement effacé le col ; l'autre greffée en quelque sorte à droite sur celui-ci, s'étalait dans la fosse iliaque droite en remontant jusque dans l'hypocondre. Tout le ligament large et le tissu péri-utérin de ce côté étaient en quelque sorte infiltrés par le tissu fibromateux formant ce que je nomme des corps fibreux « en pieuvre ». Le lobe postérieur comprimait le rectum, la matrice était immobile, le toucher « actif » médiocrement douloureux.

Malgré ma foi dans la puissance électrothérapique, je portai un pronostic des plus graves, en raison surtout du degré d'anémie qui était arrivé au maximum par suite de deux métrorrhagies qui s'étaient produites presque coup sur coup quelques jours auparavant.

Néanmoins, j'instituai le traitement dès le lendemain, mais au lieu d'appliquer la galvanisation, j'appliquai la faradisation dans sa forme ordinaire avec des courants extrêmement doux, je répétai deux fois l'application dans la journée. Le résultat que j'attendais se produisit. L'écoulement rosé s'arrêta presqu'immédiatement. Je renouvelai le même traitement le lendemain et le surlendemain. Sachant par expérience que ces arrêts d'hémorrhagies par l'action faradique sont le plus souvent temporaires, je fis une première application galvanique avec 70 m. a. 5 m.

Il reparut un peu de sang dans la nuit. Le lendemain, deux nouvelles applications faradiques, le sang s'arrêta de nouveau aussitôt.

Il se dessinait déjà une légère amélioration, les aliments n'étaient plus rejetés et la malade put absorber quelques boissons alcooliques, ce qu'elle n'avait pu faire depuis plusieurs mois. A partir de ce moment, je combinai les trois modes électriques, une séance soit faradique (toujours *extrêmement douce*), soit galvanique dans la forme et avec les intensités ordinaires le matin, et une séance statique le soir. Cette dernière fut pratiquée en m'isolant moi-même jusqu'à ce que Mme de V. pût se lever, ce qui ne tarda pas, car dès le 21e jour elle put se lever et rester assise dans un fauteuil, n'ayant plus que quelques douleurs abdominales légères ; elle était absolument *transformée* pour les personnes qui l'avaient vue au début du traitement. Ce fut, en somme, non seulement une véritable résurrection, mais une résurrection d'une rapidité surprenante.

A la fin de juillet, la malade put aller continuer sa convalescence dans les montagnes de la Suisse ; cependant, telle est la profondeur de la dépression, de la désorganisation organique générale à laquelle entraînent peu à peu les métrorrhagies que Mme de V., comme plusieurs autres malades que j'ai soignées dans des conditions analogues, quoique beaucoup moins gravement atteintes, conservera toute sa vie les stigmates des ravages produits par son affection, et si les malades aussi bien que les médecins savaient combien il est facile en s'y prenant de bonne heure d'éviter de semblables conséquences, ils n'hésiteraient pas aussi souvent à recourir à l'électricité ou à conseiller d'y recourir.

Obs. XIV.

Cette dernière obs. concerne une malade de 52 ans, Mme S... qui me fut confiée par un de nos premiers chirurgiens des hôpitaux de Paris, qui la considérait comme inopérable. Je l'ai soignée une première fois au commencement du mois d'avril 1891 pour des tumeurs fibreuses volumineuses hémorrhagiques et douloureuses et qui formaient une masse énorme.

Les métrorrhagies duraient depuis 4 ans 1/2 à 5 ans sans discontinuer. L'appétit s'était maintenu, mais néanmoins l'anémie et l'affaiblissement avaient fini par triompher de la constitution robuste de la malade et l'avaient obligée à s'aliter. La respiration était devenue très difficile.

15 à 18 séances d'électricité (tampon électrique combiné avec quelques applications intracervicales) eurent rapidement raison des pertes sanguines et déterminèrent une diminution notable du ventre. La malade (qui habite la province) put retourner chez elle vers les derniers jours

au mois de ma respirant bien ne perdant plus du tout, et dans un état de santé satisfaisant.

Elle devait revenir se soumettre de nouveau à quelques séances galvaniques au mois de septembre, terme que j'avais assigné comme devant amener très probablement le retour de quelques accidents, en raison de la gravité de l'affection et du développement rapide qu'avaient pris les tumeurs dans les six à huit derniers mois (qui avaient précédé mon intervention). La malade dépassa le terme fixé et vers le milieu de septembre les tumeurs augmentèrent de nouveau de volume. Il se produisit une sorte de poussée congestive d'une telle violence, que la circulation devint difficile. Les pertes ne se renouvelèrent pas mais les symptômes de suffocation qui avaient disparu sous l'influence du premier traitement reparurent plus intenses que jamais. Il se forma de l'ascite, l'œdème gagna les extrémités inférieures qui prirent un volume énorme; c'est en vain qu'on prescrivit des diurétiques et des excitants, l'état empira et lorsque je revis cette malade à la maison de santé électrothérapique de Courbevoie, à la fin du mois d'octobre, elle était dans un état absolument lamentable. L'état me parut tellement grave que le jour de son arrivée j'appelai un de nos distingués confrères, le Dr Piogey en consultation. Il conseilla d'insister sur la digitale, bien qu'elle eût été administrée en vain pendant une vingtaine de jours auparavant, et sur la caféine. Il manifesta sans ambage son scepticisme concernant la possibilité de réduire le volume de l'abdomen et ne me cacha point les craintes qu'il avait, craintes, que je partageais moi-même sur la gravité de la situation.

Le traitement électrique fut commencé dès le lendemain. Voici de quelle manière il a été dirigé.

Connaissant par expérience et notamment par les résultats que j'ai obtenus dans le service de M. le Prof. Bouchard sur deux malades atteints d'ascite d'origine hépatique les effets remarquables produits par la faradisation sur certains cas d'hydropisies de causes diverses, j'appliquai d'abord et exclusivement le mode faradique sous forme de frictions faites sur toute la surface abdominale et sur les membres inférieurs, mais en pratiquant en même temps une sorte de massage en masse de l'abdomen obtenu en provoquant des contractions progressivement énergiques des muscles des parois. Ces contractions doivent être provoquées en faisant contracter les muscles symétriquement ou asymétriquement. En agissant, par exemple, sur le point moteur des transverse et oblique interne de chaque côté, ou avec leur point moteur d'un côté et celui de l'oblique externe du côté opposé, etc. C'est à cette dernière pratique qu'il faut attribuer, je crois, la plus grande part dans les résultats obtenus. Quoi qu'il en soit, la faradisation fut pratiquée dans ces conditions sur ma malade matin et soir, pendant 8 jours, au bout desquels une séance galvanique (tampon électrique) fut intercalée suivant la méthode ordinaire.

Dès le surlendemain de la première application faradique le ventre, qui était tendu auparavant comme la peau d'un tambour, était notablement assoupli et l'œdème en voie de régression. L'amélioration fit des progrès extrêmement rapides. Dès le 7e jour la malade put se lever. Le ventre au 11e jour était tombé de 7 centimètres et au 14e jour on pouvait distinguer les contours des tumeurs par la paroi abdominale. L'état général suivit une marche parallèle, l'appétit devint rapidement excellent et l'aspect de la malade, son teint terreux se modifièrent d'une façon qui frappa les personnes qui la revirent à huit jours d'intervalle. C'était une véritable transformation. Elle put, au bout de 20 jours, descendre au jardin et se promener seule. L'amélioration s'accentue de jour en jour.

Jamais il ne m'avait été donné de constater à un pareil degré la puissance de l'électrothérapie et *je ne crois rien exagérer en affirmant que sans elle cette malade était vouée à brève échéance à une mort certaine*. Toute tentative opératoire eût été la mort immédiate.

Et maintenant, je le demande en toute sincérité, lorsque de pareils résultats (au milieu desquels les échecs ne sont qu'exceptionnels) peuvent être obtenus *non seulement sans* L'OMBRE D'UN DANGER *si l'électricité est correctement maniée*, mais alors que tous les autres moyens médicaux, sans en excepter l'ergotine, hydrastis canadensis, les eaux salines, etc., etc., se sont montrés impuissants, alors qu'une opération chirurgicale sans pouvoir du reste toujours affirmer la guérison radicale, produit de telles mutilations, et présente surtout de tels dangers qu'il devient inhumain d'y recourir avant d'avoir épuisé toutes les autres armes thérapeutiques ; je le demande, n'a-t-on pas le droit d'être quelque peu enthousiaste de la méthode qui permet de les obtenir, d'en être quelque peu fier et, dédaignant les clameurs impuissantes de quelques envieux, de dire bien haut que grâce à elle la thérapeutique utérine a réalisé un immense progrès !

Clermont (Oise). — Imprimerie DAIX Frères, place Saint-André, 3.

www.ingramcontent.com/pod-product-compliance
Ingram Content Group UK Ltd.
Pitfield, Milton Keynes, MK11 3LW, UK
UKHW020502220726
13923UKWH00006B/2706